MÉMOIRE

SUR UN FAIT REMARQUABLE

DE FIÈVRE INTERMITTENTE

PYOGÉNIQUE ET DYSENTÉRIQUE

PRÉSENTÉ A L'APPUI DE SA CANDIDATURE
AU TITRE DE MEMBRE CORRESPONDANT DE LA SOCIÉTÉ DE MÉDECINE
PRATIQUE DE PARIS,

Par N.-J. COCHETEUX,

Docteur en médecine de la Faculté de Paris,
ancien interne des hôpitaux d'Orléans.

SUIVI DU RAPPORT

FAIT AU NOM DE LA COMMISSION CHARGÉE DE RENDRE COMPTE
DE CE TRAVAIL,

PAR M. LE Dr MALLEZ,

Membre de la même Société.

<hr>

PARIS

IMPRIMERIE DE L. MARTINET,

RUE MIGNON, 2.

1860

A LA

SOCIÉTÉ DE MÉDECINE PRATIQUE

DE PARIS.

Naturam morborum curationes ostendunt.
(Hippocrate.)

MESSIEURS,

Les faits rares, dit-on, servent à peine à l'établissement des vérités scientifiques, parce qu'il est difficile de les observer et d'en comparer un nombre suffisant pour arriver à interpréter leur nature d'une manière positive.

Rara non sunt artis exempla.

Eh bien ! c'est d'un fait qui m'a paru rare, d'un fait que je ne sais à quoi rattacher, que je viens vous entretenir aujourd'hui, et sur lequel j'appelle vos lumières et votre expérience.

Dans un rapport de M. le docteur Gaucher sur une épidémie de fièvre intermittente et de cachexie paludéenne, je lis qu'on s'est trop peu préoccupé des maladies qui ont régné parallèlement, et qui de près ou de loin semblent tenir à l'action du miasme paludéen.

Selon le rapporteur, on ne doit pas répugner d'admettre que l'effet de ce miasme n'est pas toujours une fièvre intermittente, mais qu'il peut se traduire par d'autres pathies dont la curation s'obtiendra par le sulfate de quinine.

Quoi qu'il en soit, voici le fait, que je ferai suivre de quelques considérations.

Une épidémie de fièvre intermittente régnait dans nos environs.

Des faits anormaux s'étaient déjà présentés à notre observation pendant son cours, quand nous fûmes appelé à donner nos soins à un cultivateur malade déjà depuis longtemps.

A. D..., âgé de cinquante-sept ans, d'une constitution très robuste, n'a jamais éprouvé de maladies graves. Il était occupé aux travaux de la campagne, quand, le 24 septembre dernier, il commença à éprouver un peu de courbature dans les membres, avec malaise général ; l'appétit diminua assez rapidement, la langue se couvrit d'un enduit jaunâtre très épais ; les urines étaient rouges, il y avait un peu de constipation. A. D... prit de son chef 45 grammes de sulfate de magnésie ; une diarrhée assez forte s'ensuivit et dura quinze jours environ. Au bout de ce temps, la langue s'était déchargée à peu près complétement, mais il éprouva un peu de fièvre, et sentit une douleur assez forte se développer dans la région parotidienne qui se tuméfiait légèrement, ce qui le décida à appeler un médecin. Celui-ci, en vue de l'épidémie qui régnait, lui administra pendant quelques jours du sulfate de quinine à la dose de 25 centigrammes à prendre en quatre fois dans la journée. Il en prit pendant quatre jours seulement. Cependant la fièvre ne fit qu'augmenter ; la tumeur parotidienne se développa rapidement tant à l'intérieur qu'à l'extérieur : la tuméfaction devint même si considérable en dedans, que le malade se trouva dans l'impossibilité d'avaler des boissons. Un énorme abcès s'était développé ; il fut ouvert huit jours après son apparition : il en sortit un pus séreux d'une odeur très désagréable. Cet abcès suppura abondamment pendant deux mois environ, puis se tarit tout à coup, en même temps que des douleurs violentes se déclaraient à la partie supérieure et externe de la jambe gauche ; cette région se tuméfia considérablement. Huit jours plus tard, on y constatait un nouvel abcès qui fut ouvert aussitôt, et qui laissa également écouler une grande quantité de pus. Cet abcès ne suppura pas plus de deux jours ; il tarit immédiatement, sans doute sous l'influence d'un troisième abcès qui se forma aussitôt à la partie interne de la cuisse droite, et qui, ouvert au bout de huit jours, ne suppura pas plus que le précédent, et fut remplacé par une collection nouvelle à la partie externe et moyenne du bras droit. Cet abcès, ouvert à son tour, ne suppura aucunement, et fut remplacé par une vaste collection de pus au creux poplité droit ; elle fut ouverte aussi, et se comporta comme les précédentes. Quatre autres abcès se développèrent encore successivement : le premier à la partie antérieure et interne de la cuisse gauche, le second à la partie inférieure de l'avant-bras droit, le troisième à la partie inférieure de l'épaule droite, le quatrième à la partie moyenne et antérieure du bras gauche. Ces abcès s'ouvrirent spontanément et ne suppurèrent pas plus que les autres. Notons que la formation de tous ces abcès a été accompagnée de douleurs violentes et d'un état fébrile intense. Remarquons en outre que le pus s'est formé avec une rapidité insolite, puisque dans tous les cas où le chirurgien est intervenu, huit jours avaient suffi pour accumuler une grande quantité de matière purulente dans l'intérieur de ces poches. Cette matière n'était cependant pas un pus phlegmoneux, c'était un pus séreux, grisâtre, sans mélange de sang. Aucun de ces abcès n'a été précédé d'un noyau d'induration ; il n'y a eu ni angioleucite, ni aucun engorgement ganglionnaire. Le malade dépérissait ; l'appétit restait toujours presque nul, les forces s'affaissaient d'une manière rapide ; les traits s'altéraient profondément, le sommeil devenait de plus en plus difficile et de plus en plus agité ; un délire vague et tranquille survenait de temps en temps. La médication tonique et antiseptique, continuée dès le début du mal, était impuissante à en arrêter les progrès.

Le 14 janvier, A. D..., éprouva un accès de fièvre intermittente bien caractérisé ; un second accès se produisit le surlendemain, plus intense encore que le premier ; le troisième, plus intense encore que le précédent, s'accompagna d'un délire bruyant et se prolongea plus longtemps que les autres ; enfin le quatrième accès, plus intense encore que tous ceux qui avaient précédé, s'accompagna d'un délire beaucoup plus violent et eut une durée plus longue encore que l'accès de l'avant-veille. Ce fut alors que je fus appelé à le voir pour la première fois. A. D... était dans un état de prostration extrême, le poids du corps était descendu de 90 à 52 kilogrammes.

La figure et toute la surface du corps avaient la teinte cachectique

qui est l'effet du miasme paludéen, teinte qui n'est ni celle de
l'ictère, ni celle de la cachexie cancéreuse, qui a une certaine
nuance plombée et qui dénote une altération de toute l'économie et
un appauvrissement du sang, dont un des caractères consiste dans
la diminution des globules. L'appétit était nul, les selles régulières,
les urines toujours troubles ; le pouls faible, mais régulier et très
fréquent ; les traits étaient profondément altérés, les yeux étaient
enfoncés et ternes, les joues et les tempes creuses ; le sommeil
était rare et pénible ; les forces étaient complétement affaissées ; le
malade pouvait à peine se tenir sur ses jambes. Cependant la fonc-
tion respiratoire s'accomplissait avec facilité, aucun phénomène
morbide ne pouvait être saisi de ce côté ; le cœur battait avec régu-
larité ; rien d'anormal du côté du système de la circulation, sauf
la faiblesse du pouls que nous avons signalée plus haut ; la rate
présentait ses dimensions normales. Le malade n'a jamais éprouvé
de céphalalgie ; jamais, et c'est là un point que nous avons recher-
ché avec une attention toute particulière ; jamais jusqu'ici le
malade n'a éprouvé aucune espèce de douleur, ni articulaire, ni
musculaire.

C'était un problème difficile à résoudre que celui de dé-
terminer d'une manière positive à quelle affection nous
avions affaire. Le développement successif de tous ces abcès avait en apparence constitué à lui seul l'individualité
morbide, jusqu'au moment où des accès franchement intermittents se sont manifestés. Voilà quelle était, selon nous,
la question capitale, question que nous avons étudiée avec
un soin extrême, et dont la solution nous paraît encore
hasardeuse, quoique le traitement qui en a découlé ait été
couronné par un succès éclatant. D'abord nous ne pouvions
songer à rattacher cette production d'abcès à une affection
grave antérieure, comme cela se voit quelquefois à la suite
de fièvres typhoïdes, des fièvres éruptives, etc., car c'est
par elle qu'a commencé la scène morbide.

Dira-t-on que le premier abcès qui s'est manifesté n'était
qu'un phlegmon terminé par suppuration, et que cette suppuration a produit l'infection purulente du sang, et par

suite tous les autres abcès que nous avons signalés? Nous répondrons que cette hypothèse n'est guère admissible dans ce cas. En effet, c'est ordinairement une dizaine de jours, rarement plus de trois semaines après la production de la plaie, que l'infection purulente se déclare ; de plus, cette infection marche presque toujours rapidement vers une terminaison fatale : il est rare que la vie se prolonge au delà du douzième ou quinzième jour après l'apparition de ses premières manifestations. Ici, au contraire, le second abcès n'est survenu que deux mois après le premier, et le malade a résisté deux mois durant aux progrès du mal. D'ailleurs jamais il n'a ressenti ces frissons répétés qui signalent le début de l'infection purulente ; les abcès se sont produits exclusivement sur les membres, et l'on sait que les collections purulentes dépendantes de l'infection se montrent le plus souvent dans les viscères; que le poumon, le foie et la rate en sont les siéges de prédilection. Les lèvres des plaies faites pour donner issue au pus ne sont nullement devenues blafardes et livides, mais se sont toujours fermées avec une incroyable rapidité. Il n'y a jamais eu de dévoiement, jamais de sécheresse de la langue, jamais de fuliginosités. L'hypothèse d'une infection purulente est donc complétement inadmissible.

Pouvait-on croire davantage à l'existence d'un farcin chronique? Notre malade n'a jamais été en contact avec des chevaux morveux ou farcineux : pendant tout l'été même aucun solipède dans le voisinage n'a été atteint ni du farcin ni de la morve. Jamais il n'a éprouvé de douleurs, soit articulaires, soit musculaires; il n'y a eu ni angioleucites, ni engorgements ganglionnaires. D'ailleurs, dans le farcin chronique, les tumeurs sont toujours indolentes, elles ne se manifestent souvent que cinq ou six semaines après le début du mal et suppurent longtemps. Ici la formation du pus a été accompagnée de douleurs très violentes, des abcès se sont produits dès les premiers jours, et, sauf le premier, la suppuration a été pour ainsi dire nulle. On ne saurait donc en aucune manière voir un cas de farcin chronique dans la maladie qui nous occupe.

Nous avons épuisé la série des affections qui offrent de la ressemblance avec le fait pathologique que nous avons observé, et cependant nous n'avons pu rattacher ce fait à aucune de ces affections. Ne pouvant faire entrer notre cas dans le cadre des maladies connues, force nous fut de suspendre notre jugement sur la véritable nature du mal. Cependant il fallait bien instituer un traitement: nous nous bornâmes pour le moment à parer aux dangers les plus pressants. Les accès de fièvre prenaient un caractère de perniciosité et menaçaient l'existence du malade. Nous prescrivîmes du sulfate de quinine en solution à la dose de 0,60, à prendre en une fois dans la soirée: l'accès du lendemain fut considérablement atténué. Une nouvelle dose de sulfate de quinine fut administrée, et le deuxième accès fut complétement enrayé. Dans ce but, nous prescrivîmes la continuation de l'agent fébrifuge, et en même temps, comme toniques et antiputrides, de l'huile de foie de morue, de la limonade sulfurique, un peu de bouillon coupé, du vin rouge avec deux tiers d'eau et sucre. Sous l'influence de ce traitement, le malade sentit du mieux se déclarer; l'appétit qui jusqu'alors était presque nul, se développa si rapidement, qu'au bout de huit jours le malade se sentit tourmenté par une faim dévorante. Je prescrivis alors une alimentation plus nourrissante, tout en recommandant d'éviter les excès. (Bouillon plusieurs fois par jour, soupe au lait le soir; un peu de viande rôtie avec légumes rafraîchissants au repas principal; vin coupé.) Huit jours plus tard, c'est-à-dire quinze jours après le début de notre traitement, le malade, attribuant les heureux effets du traitement à l'huile de foie de morue, refusa obstinément de continuer l'usage du sulfate de quinine. J'y substituai de la poudre de quinquina jaune à dose tonique, unie au fer réduit et à une petite quantité de rhubarbe et de cannelle; mais l'amélioration, qui avait été si rapide jusqu'alors, cessa de faire des progrès. Le malade continua de manger d'un très bon appétit pendant une dizaine de jours, mais les aliments qu'il prenait ne lui profitèrent plus guère; puis l'appétit diminua graduellement et finit par s'éteindre complétement. Il perdit petit à petit ce qu'il avait gagné, et au bout de quelques semaines il était retombé dans un état presque aussi pitoyable que celui où nous l'avions trouvé lors de notre première visite.

Le malade accusait depuis quelques jours des douleurs rhumatismales dans la cuisse gauche.

Malgré les protestations du malade, nous nous décidâmes enfin (1er mars) à retourner au sulfate de quinine. Nous fîmes additionner la potion de quelques gouttes de laudanum. Grâce à ce changement de coloration, le précieux agent fut accepté.

Nous l'administrâmes d'abord à la dose de 40 centigr., puis à 30 centigr., par jour en une seule fois. Le malade ne tarda pas à ressentir de nouveau les bienfaits de cette médication : l'appétit reparut comme par enchantement, le malade prit une alimentation de plus en plus forte; les forces revinrent graduellement, ainsi que l'embonpoint; la teinte jaune de la peau se dissipa, la face et les yeux prirent une expression de plus en plus vive. Le malade revint à la santé avec une rapidité extrême, Trois semaines à peine après qu'il eut repris l'usage du sulfate de quinine, il put se rendre à pied au village voisin, c'est-à-dire à une demi-lieue de chez lui. Cette fois le sulfate de quinine fut continué, et l'amélioration ne se démentit plus. Rien n'est venu entraver la marche vers la guérison : il est aujourd'hui (18 avril) parfaitement rétabli.

Retournons maintenant à la question de diagnostic que

nous avons déjà assez longuement agitée sans pouvoir la résoudre. Nous avons dit pourquoi nous nous refusions à admettre l'existence d'une infection purulente ou d'un farcin chronique. Cependant en dehors de ces affections, aucune maladie connue ne peut nous rendre compte des phénomènes que nous avons observés chez notre malade. Quelle interprétation donnerons-nous donc à cet étrange drame morbide? S'il nous est permis de hasarder une opinion à cet égard, nous demanderons s'il ne serait pas possible que la diathèse pyogénique qui a marqué le début de la maladie eût été produite sous l'influence épidémique des miasmes paludéens au milieu de laquelle cet homme vivait? Plusieurs considérations me semblent militer en faveur de cette opinion. D'abord nous ne saurions admettre que l'état cachectique où cet homme est si rapidement tombé ait été produit par la suppuration du premier abcès, qui a duré deux mois, car bien avant le développement du second abcès, le malade était déjà dans l'état pitoyable où nous l'avons trouvé. Peut-on supposer que la suppuration de cet abcès ait produit à elle seule un dépérissement si rapide? S'il en est ainsi, comment le développement des six autres abcès, qui ont, en une phase de temps moindre, fourni une quantité de pus bien autrement considérable, comment, dis-je, si cette cachexie était due aux abcès ou au principe délétère qui présidait à leur développement, le malade a-t-il pu résister à leur effet?

Dira-t-on, avec Brown, qu'il était sous l'influence d'une diathèse asthénique, par suite de laquelle se seraient développés ces abcès? Mais je crois que ce serait se payer de mots; car l'auteur anglais lui-même avoue que ces diathèses exigent, pour engendrer les maladies, une prédisposition ou une opportunité. Chez notre cultivateur, la constitution, nous l'avons vu, était bonne, la santé robuste, et il y avait plutôt sthénie; mais ce qui a amené la diathèse asthénique,

l'opportunité, la prédisposition, exigées par Brown, c'est
le miasme paludéen. Cause ordinaire de la fièvre à type
périodique, il provoque aussi d'autres maladies. C'est un
Protée qui revêt bien des formes. Médicus cite des cas de
fièvres tétaniques, Strach de syncopales; d'autres enfin re-
connaissent des fièvres intermittentes cardialgiques, dys-
pnéiques, cataleptiques, etc. Torti, qui non-seulement a
décrit avec le plus grand soin le caractère des fièvres pernicieuses, mais a encore posé les préceptes dont nous nous
servons aujourd'hui pour leur traitement; Torti, dis-je, ad-
met l'existence des fièvres pernicieuses dysentériques,
remarquables par des douleurs vives dans l'abdomen et
par des déjections alvines. Ce sont, dit-il, de véritables
dysenteries sous une influence miasmatique. La fièvre pernicieuse dysentérique est moins grave que les périto-
niques, etc. Dans ce cas-ci ne peut-on dire que c'est une fièvre
pernicieuse de la forme des dysentériques et moins grave
qu'elles encore. Au lieu de déjections, c'est une fonte purulente dont il faut attribuer le développement à l'influence
épidémique des miasmes marécageux, à une véritable
intoxication paludéenne. La teinte jaunâtre toute particulière qui s'est développée dès le principe pourrait d'ailleurs
servir à lever les doutes, s'il en restait encore. Dès lors
n'est-il pas à présumer que tous les abcès qui se sont produits n'étaient, ainsi que la cachexie elle-même, qu'un effet
insolite, il est vrai, mais non moins réel pourtant, de cette
même intoxication? Une autre particularité qui est encore
de nature à donner du poids à l'opinion que nous avons
émise, c'est le développement ultérieur d'une fièvre tierce,
cette manifestation morbide pathognomonique de l'empoisonnement palustre; et l'on sait que la fièvre pernicieuse se
montre rarement sous d'autres types que les types tierce et
double tierce. Ces accès si franchement intermittents ne
sont-ils pas venus enfin révéler la véritable nature de

l'agent morbifique qui depuis longtemps exerçait ses ravages sur l'économie?

Enfin il est un dernier argument que nous ferons valoir pour notre cause, ce sont les résultats véritablement surprenants que nous avons obtenus du sulfate de quinine. La médication tonique, unie aux substances antiseptiques, avait été instituée dès le début et continuée pendant quatre mois environ.

Cependant la diathèse pyogénique n'en persistait pas moins, et le malade restait toujours dans l'état cachectique le plus grave. Le sulfate de quinine fut substitué aux préparations toniques, et aussitôt le mal sembla arrêté dans sa source; les abcès cessèrent de se produire, l'appétit reparut, les forces revinrent, le malade marcha rapidement vers la guérison. Par suite d'une bizarre théorie que le malade s'était créée, le précieux agent fut abandonné, et bientôt l'appétit disparut, le malade retomba dans la cachexie la plus déplorable, malgré l'administration simultanée des toniques les plus énergiques, tels que la poudre de quinquina gris, le fer réduit, l'huile de foie de morue, la limonade vineuse, unis à une alimentation des plus réparatrices. Enfin la médication antipériodique fut réinstituée et continuée cette fois pendant dix à douze semaines. Sous son influence, toute la série des phénomènes morbides se dissipa, le malade recouvra rapidement la santé, et la guérison ne se démentit plus. Ne semble-t-il pas vraiment que cet homme ait voulu se livrer lui-même à une expérimentation sérieuse; car s'étant soustrait à l'influence de l'antipériodique, la maladie reparaît immédiatement tandis qu'il était en pleine convalescence; il reprend le médicament, et l'influence occulte qui agissait sur lui disparaît. Même après les grandes suppurations, quand les individus sont tombés dans une émaciation complète, si le mieux se fait, si la convalescence s'établit, elle s'accomplit franchement, et parcourt toutes ses périodes sous la seule influence d'une bonne hygiène et d'un bon régime. Ici il a fallu non-seulement des toniques, mais encore le médicament spécifique, celui qui a le pouvoir de soustraire la cause première de toute cette série morbide que nous avons vue se dérouler devant nous. S'efforcer ensuite de chercher le pourquoi de certains faits, serait perdre inutilement son temps ; c'est le fait lui-même et toutes les conditions dans lesquelles il survient qui peuvent occuper avec fruit l'esprit de l'observateur.

Naturam morborum curationes ostendunt, dit Hippocrate : si cet axiome est vrai, n'est-on pas en droit d'attribuer la maladie de cet homme à un empoisonnement paludéen ?

Tel est, messieurs, le fait que je voulais soumettre à votre appréciation. Si les conclusions que j'ai pu en tirer sont vraies, je serai heureux de les voir partager par votre Société ; si elles sont fausses au contraire, je suis disposé d'avance à les rectifier.

Recevez, messieurs, l'assurance de mon profond respect.

COCHETEUX, D. M. P.

Valenciennes, le 25 août 1860.

RAPPORT DE M. LE DOCTEUR MALLEZ.

Messieurs,

Un travail nous a été adressé par M. le docteur Cocheteux (de Valenciennes), et vous m'avez chargé de vous en rendre compte. C'est un fait intéressant de sa pratique que notre confrère soumet à votre jugement, et ce qui peut augmenter pour vous l'intérêt de cette communication, c'est qu'elle est provoquée par les travaux de la Société.

M. Gaucher avait dit ici dernièrement que l'effet du miasme paludéen n'était pas constamment une fièvre intermittente, mais qu'il pouvait se traduire par d'autres pathies dont la curation s'obtient par le sulfate de quinine, c'est une preuve à l'appui de cette assertion que vous apporte M. Cocheteux.

Au milieu d'une épidémie de fièvre intermittente, un homme de cinquante-sept ans est pris de malaise, de frissons, de douleurs musculaires et articulaires ; il s'administre 45 grammes de sulfate de magnésie qui déterminent une diarrhée d'une quinzaine de jours. — Une tumeur se développe pendant ce temps dans la région parotidienne ; un médecin est appelé et indique, en vue de l'épidémie, 25 centigrammes de sulfate de quinine, à prendre en quatre fois dans la journée. La fièvre augmente ; la tumeur parotidienne s'abcède, il en sort un pus séreux d'odeur désagréable, et la suppuration persiste deux mois. Mais tout à coup le pus tarit, et des douleurs se déclarent dans la jambe gauche; un abcès s'y forme en huit jours, suivi d'un troisième à la cuisse, d'un quatrième au bras droit, et chacun d'eux accompagné de douleurs et d'une fièvre intense. L'état général du malade, devenu alarmant, offre tous les symptômes de la cachexie paludéenne. Après quatre mois, un accès de fièvre intermittente tierce franche se déclare, et prend assez rapidement un caractère de perniciosité menaçant. M. Cocheteux administre le sulfate de quinine, 60 centigrammes à prendre en une fois dans la soirée. Les accès vont diminuant d'intensité, l'appétit perdu depuis cinq mois revient; mais le malade, attribuant ce mieux à l'huile de foie de morue qu'il prenait concurremment, refuse le sulfate de quinine, et aussitôt l'amélioration cesse. Après quinze jours, force lui fut d'y revenir, et aidé des toniques, le médicament amène une guérison définitive.

Quel nom donner à cette affection? telle est la question que se pose M. Cocheteux, et qu'il résout, selon moi, de manière à satisfaire tous les praticiens.

Une infection purulente? mais le premier abcès avait duré deux mois avant l'apparition du deuxième, et aucun d'eux n'a été précédé de ces frissons caractéristiques des accidents infectieux; puis c'est dans les membres qu'ils se sont produits, et d'ordinaire, les viscères en sont particulièrement atteints.

Un farcin chronique? On n'en trouve nulle raison dans les habitudes du malade, et les symptômes ne sont pas non plus ceux de l'affection communiquée des solipèdes à l'homme.

Serait-ce, avec Brown, une diathèse asthénique? Mais, comme le dit M. Cocheteux, ce ne sont là que des mots. Ne serait-ce pas plutôt quelque chose d'analogue aux fièvres pernicieuses dysentériques, admises par Torti, et qui dans ce cas aurait eu ses déjections par les abcès. C'est à cette opinion que s'arrête notre confrère, donnant comme un dernier argument en sa faveur l'action efficace du sulfate de quinine qui justifie l'épigraphe : *Naturam morborum curationes ostendunt.*

Telle est, messieurs, la communication de M. Cocheteux. Il en est peu qui soulèvent plus de problèmes et de plus difficiles. Tout ce qui a trait à l'intoxication par les miasmes, à leur action et à leur transformation au sein de l'économie, où leur révélation se fait de tant de manières; tout ce qui touche à l'infection purulente, à la métastase si longtemps en honneur, que Brown et Broussais ont fait oublier, et qui occupe de nouveau les esprits; les questions les plus agitées de la médecine sont renfermées dans ce fait. Vous n'attendez pas que je les aborde, je ne veux que vous les signaler, et vous demander le titre de membre correspondant pour l'honorable confrère qui les pose devant vous.

www.ingramcontent.com/pod-product-compliance
Lightning Source LLC
LaVergne TN
LVHW011932170726
843501LV00011BA/4356